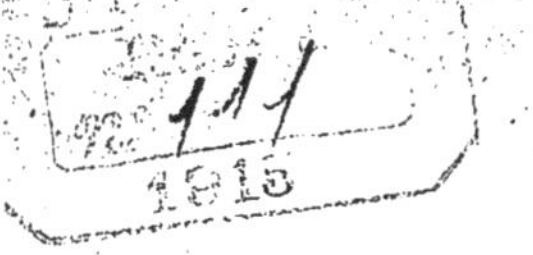

LA VOIE TRANSMAXILLAIRE

POUR LE TRAITEMENT DE CERTAINS FIBROMES NASO-PHARYNGIENS

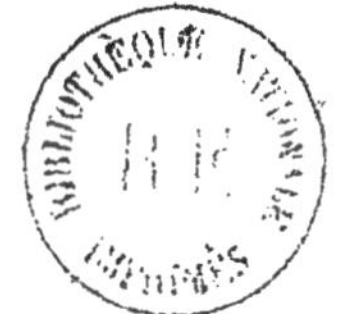

PAR

Le Dr Georges MITEFF

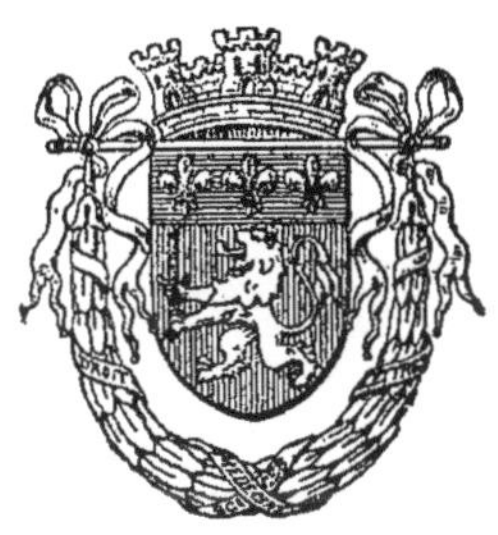

LYON
A. REY, IMPRIMEUR-ÉDITEUR DE L'UNIVERSITÉ
4, RUE GENTIL, 4

1915

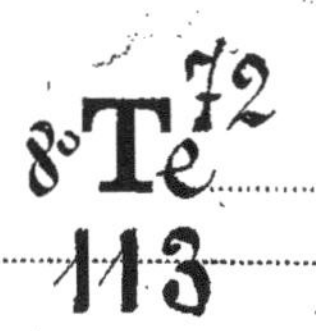

LA

VOIE TRANSMAXILLAIRE

DANS LE TRAITEMENT DE CERTAINS

FIBROMES NASO-PHARYNGIENS

LA

VOIE TRANSMAXILLAIRE

POUR LE TRAITEMENT DE CERTAINS

FIBROMES NASO-PHARYNGIENS

PAR

Le Dr Georges MITEFF

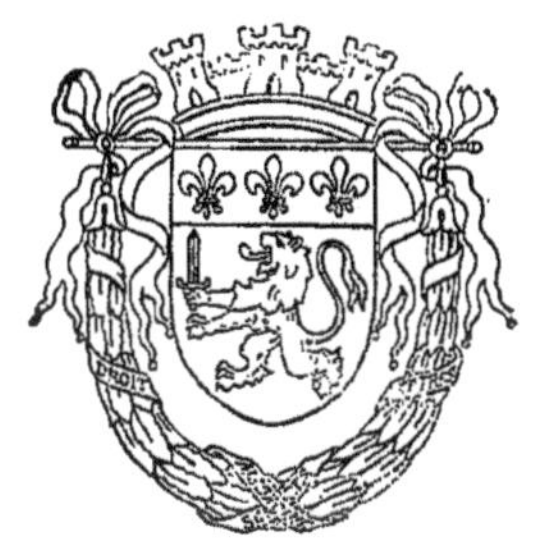

LYON
A. REY, IMPRIMEUR-ÉDITEUR DE L'UNIVERSITÉ
4, RUE GENTIL, 4

1915

A MON PÈRE ET A MA MÈRE

Témoignage de reconnaissance
et de profonde affection.

A MES SŒURS ET BEAU-FRERE

A MES AMIS

A mon Président de Thèse

MONSIEUR LE PROFESSEUR BÉRARD

Chirurgien des Hôpitaux,
Chevalier de la Légion d'honneur.

Nous garderons un souvenir précieux de son enseignement magistral et de la bienveillance avec laquelle il nous reçut dans son service. Il a bien voulu nous confier le sujet de cette thèse. Nous le remercions du grand honneur qu'il nous fait en la présidant et le prions d'être indulgent si la plume de l'élève n'a pas toujours été à la hauteur des conceptions du maître.

A MES JUGES

A MONSIEUR LE DOCTEUR SARGON

Nos remerciements sincères.

AVANT-PROPOS

C'est en France que s'est accomplie notre instruction médicale. Nous y avons été attiré par le prestige qu'exerce au loin l'esprit français. Au moment de regagner notre pays, nous tenons à faire à la France chaudement hospitalière — même au moment de la guerre — l'hommage bien modeste, mais sincère de notre éternelle reconnaissance. Nous ne pouvons pas passer sous silence notre admiration pour ce noble pays qu'est la France, où on sait mieux que nulle part garder le sentiment profond de l'indépendance et le goût ardent de la liberté — héritage de la Révolution.

Nous lui souhaitons la victoire!

Pour nous, c'est une grande joie de remercier dans l'Avant-Propos de notre thèse nos maîtres de la Faculté et des hôpitaux. Nous leur adressons notre gratitude respectueuse pour les leçons qu'ils nous ont données et pour l'accueil bienveillant qu'ils nous ont toujours réservé.

Nous leur promettons qu'en échange des connaissances précieuses qu'ils nous ont données dans le domaine de la médecine, nous nous efforcerons de propager fidèlement leurs idées dans la mesure de notre faible possible et de faire comprendre la puissance et le génie de la France.

Nous remercions aussi toute la jeunesse universitaire française qui, par son bon accueil, par sa gaîté, nous a fait oublier que nous nous trouvons à l'étranger, loin de notre pays natal. Nous adressons un adieu cordial à tous nos amis et camarades français, et compatriotes de notre vie d'étudiant.

LA

VOIE TRANSMAXILLAIRE

POUR LE TRAITEMENT DE CERTAINS

FIBROMES NASO-PHARYNGIENS

CHAPITRE PREMIER

INTRODUCTION

Les tumeurs du naso-pharynx se présentent en clinique sous deux aspects différents, suivant la période à laquelle le médecin est appelé à les diagnostiquer. Dans un premier cas, il s'agit d'une petite tumeur qui saigne fréquemment, qui donne des céphalées persistantes ou qui obstrue les fosses nasales et qui, par l'une ou l'autre de ces raisons, engage son porteur à consulter le médecin ; la rhinoscopie postérieure, le toucher pharyngien permettent alors de faire le diagnostic de cette masse encore enfouie dans le cavum. Dans un second cas, le fibrome — et par ce terme nous ne voulons pas présumer de caractères histologiques — a poussé des prolongements en bas vers le voile du palais, en avant vers les fosses nasales, en dehors et en haut vers la fente sphéno-maxillaire ; il évolue depuis longtemps et il a déjà réalisé des déformations de la joue et provoqué des troubles oculaires et une gêne très grande de la respiration nasale. L'histoire de la maladie, l'aspect du sujet, autant que le toucher pharyngien et la rhinoscopie postérieure font alors affirmer qu'il s'agit d'une tumeur du naso-pharynx.

Or, pour ces deux formes cliniques bien différentes, deux traitements également différents s'imposent. Dans le premier cas, il s'agit d'une tumeur au début de son évolution ; un traitement simple, l'ablation par les voies naturelles suffit. Une opération plus importante ne serait pas acceptée par le patient et elle serait inutile. Tout le monde est d'accord sur ce sujet. Aussi, dans ce travail, nous ne nous occuperons pas de cette catégorie de fibromes.

Dans le second cas, c'est une tumeur envahissante ayant déjà entraîné des dégâts sérieux : on ne peut songer à l'extraire par les voies naturelles ; seule une intervention compliquée permet de s'en rendre maître. Cette intervention consiste à se frayer une voie large sur le naso-pharynx ; l'extirpation de la tumeur est précédée d'une opération préliminaire qui permet de l'aborder : c'est la méthode complexe.

Sur cette méthode, les avis des chirurgiens sont différents. Tous reconnaissent la nécessité de cette opération préliminaire, mais les divergences portent sur la façon de procéder. Les uns abordent le naso-pharynx en ouvrant largement la voûte palatine ; d'autres l'abordent par les fosses nasales ; d'autres enfin par une trépanation du maxillaire supérieur. A première vue, cette variété de technique peut s'expliquer par la variation de l'évolution : le fibrome évoluant vers les fosses nasales doit être attaqué, semble-t-il, par une autre voie que le fibrome évoluant derrière le voile du palais. En réalité, il n'en est rien : la même voie d'abordage peut convenir également à l'un et à l'autre. Il faut se porter par la voie la plus directe et offrant le plus de facilités opératoires sur le point d'implantation de la tumeur.

Pendant notre stage dans le Service de M. le professeur Bérard, nous avons eu l'occasion de voir deux fois ce chirurgien enlever d'une façon originale des tumeurs du naso-pharynx. Il s'ouvrait un vaste orifice vers elles en utilisant la cavité naturelle du sinus maxillaire. Dans ces deux interventions, l'acte opératoire a été simple : le fibrome a été largement découvert et les suites ont été bonnes. Ces résultats nous ont engagé à choisir l'étude de ce procédé comme sujet de notre thèse et à montrer qu'il pouvait avantageusement remplacer toutes les méthodes préconisées jusqu'à ce jour dans le traitement des fibromes naso-pharyngiens quand la tumeur ne peut être enlevée par les voies naturelles.

Cette opération consiste en une résection partielle du maxillaire supérieur. M. le professeur Bérard lui a donné le nom de voie transmaxillaire.

A vrai dire, ce n'est pas une méthode absolument nouvelle. Déjà M. Faure et M. Moure, dans des cas identiques, avaient préconisé des résections partielles du maxillaire supérieur assez analogues. M. le professeur Bérard à simplement élargi le champ d'action de l'opérateur. Il a montré qu'on pouvait faire plus largement cette résection et se créer par là un jour très grand sur le cavum tout en conservant au maxillaire son rôle de soutien dans le squelette de la face.

Pour étudier l'ablation des tumeurs du naso-pharynx par la voie transmaxillaire, nous adopterons le plan suivant : nous dirons d'abord ce qu'est cette intervention et quel est son manuel opératoire ; puis, nous montrerons que cette méthode est justifiée à la fois par la clinique et par l'anatomie ; nous la comparerons, ensuite aux autres modes d'intervention, aux procédés plus économiques, d'une part ; aux procédés plus larges, d'autre part. Un chapitre spécial sera consacré à comparer la voie transmaxillaire aux méthodes de résection partielle de MM. Faure et Moure. Cette étude nous permettra, dans un résumé, de montrer les avantages de la voie transmaxillaire et d'en poser les indications. Nous confirmerons, enfin, notre thèse en reproduisant les observations recueillies dans le Service de M. le professeur Bérard. Il nous sera alors permis de donner nos conclusions.

CHAPITRE II

LA VOIE TRANSMAXILLAIRE

TECHNIQUE OPÉRATOIRE

La voie transmaxillaire est, avons nous dit, une résection partielle et large du maxillaire supérieur destinée à ouvrir un trajet vers le cavum naso-pharyngien.

Pour pratiquer cette résection partielle dans de bonnes conditions et conserver au maxilliare son rôle dans le squelette, il faut se rappeler que trois des faces de cet os doivent être respectées : toute la moitié externe de la face supérieure, pour éviter la chute du globe oculaire ; toute la face inférieure, pour éviter une communication entre la bouche et les fosses nasales ; toute la face externe et le bord antéro-externe, pour conserver à la joue une forme normale. Toutes les autres portions peuvent être trépanées sans inconvénient. C'est cette délimitation très nette entre ce que l'on peut enlever au maxillaire et ce qu'il faut respecter qui fait l'originalité du procédé.

Les soins qui doivent précéder l'opération ne présentent aucune particularité : ce sont les soins ordinaires qui préparent tout acte opératoire. L'instrumentation est également très simple : elle est composée des instruments nécessaires à une trépanation osseuse et à l'ablation d'une tumeur souvent très vasculaire. Il n'y a qu'un détail à signaler : c'est l'utilité du miroir frontal de Clar ; il s'agit d'intervention dans une région profonde, on ne saurait avoir un trop bon éclairage.

Nous ne parlerons pas ici de l'attitude à donner à l'opéré, ni de l'anesthésie, ni de l'hémostase préventive par la ligature de l'une ou l'autre carotide. Ces questions, sur lesquelles on a discuté beaucoup à propos des résections du maxillaire supérieur, sont suffisament étudiées dans les traités spéciaux. M. le professeur Bérard ne fait pas l'hémostase préventive ; il pratique l'anesthésie générale et il place son malade dans le décubitus horizontal, la tête simplement un peu relevée par un oreiller.

L'opération elle-même se pratique en cinq temps :

Ier temps : *incision cutanée*. — On fait la même incision que dans la résection totale du maxillaire supérieur : 1° incision horizontale longeant la moitié inférieure du rebord orbitaire, depuis l'angle externe de l'œil jusqu'à son angle interne ; 2° incision verticale suivant le sillon naso-génien jusqu'à l'insertion de la narine correspondante. On ne pratique pas d'incision sur la lèvre. Cette incision doit être profonde et pénétrer d'emblée jusqu'à l'os.

IIe temps : *dissection du lambeau cutané*. — Cette dissection se fait rapidement en se tenant aussi près que possible du squelette. On rabat le lambeau cutané en dehors.

IIIe temps : *résection osseuse*. — La paroi antérieure

du sinus maxillaire est bien découverte, on la trépane en son milieu et on ouvre largement l'antre d'Higmore. Puis, à l'aide de la pince-gouge, on résèque la branche montante du maxillaire supérieur. On attaque ensuite la paroi interne du sinus et le cornet inférieur qui s'enlèvent très facilement ; on parvient ainsi, par une ouverture très large, sur l'orifice postérieur des fosses nasales. Si celui-ci est insuffisant, il est possible de l'agrandir : en dedans, on enlève une portion de la partie postérieure de la cloison. S'il en est besoin, on peut se donner plus de jour encore et réséquer l'os unguis en ayant soin de protéger le sac lacrymal ; on peut même réséquer la moitié interne du plancher de l'orbite en soulevant légèrement en haut le globe oculaire pour le protéger. Il suffit de respecter — c'est là un point très important sur lequel nous avons déjà insisté et sur lequel nous ne craignons pas de revenir — toute la moitié externe du plancher orbitaire : c'est nécessaire, mais suffisant pour empêcher la chute du globe oculaire.

Ces différentes résections osseuses se font successivement : c'est en se basant sur le volume de la tumeur et sur ses prolongements, d'une part; d'autre part, sur les dimensions de l'orifice postérieur des fosses nasales que peu à peu on agrandit cet orifice.

IVe temps : *ablation de la tumeur.* — La tumeur a été largement découverte par la brèche qui vient d'être pratiquée; le jour est suffisant pour l'aborder. On introduit alors les doigts dans l'orifice ainsi créé et on détache tous les bourgeons qui se présentent : on nettoie de la sorte le sinus maxillaire s'il a été envahi, toutes les anfractuosités du rhino-pharynx, le sinus sphénoïdal, les masses latérales de l'ethmoïde et au besoin la fosse ptérygo-maxillaire, ainsi que la fosse zygomatique.

Parfois la tumeur est si volumineuse qu'elle pousse des prolongements au delà de la fosse zygomatique, presque dans la fosse temporale; il est alors impossible de les énucléer par la même voie. Mais il suffit, dans ces conditions, de prolonger en dehors l'incision sous-orbitaire, de sectionner à la gouge l'apophyse zygomatique du malaire : on peut introduire un doigt dans la fosse zygomatique et faire un nettoyage complet de la région.

Quand on a énucléé tous les prolongements de la tumeur, on parvient sur son point d'insertion : on la sectionne à la rugine, et, avec le thermocautère ou mieux avec la curette de Volkman, on en détruit les moindres bourgeons.

Il est de règle que cette extirpation de la masse s'accompagne d'une hémorragie en nappe assez abondante. Un tamponnement énergique avec des tampons stérilisés et au besoin imbibés d'adrénaline suffit à la tarir.

Ve temps : *suture et pansement.* — La plaie cutanée est suturée par des points séparés au crin de Florence. Cette suture se fait avec grand soin : les points sont rapprochés, l'affrontement des lèvres de la plaie doit s'effectuer exactement. C'est surtout au niveau du sillon naso-génien qu'il faut prendre mille précautions, la reconstitution de ce sillon étant de première importance pour l'esthétique. Quand on procède ainsi, la réunion s'obtient très rapidement et le résultat est parfait.

Avant de terminer la suture, on a soin de placer dans la cavité du sinus maxillaire un drain entouré de mèches et on fait sortir le tout par l'orifice antérieur des fosses nasales. Le drain est fixé au moyen d'un crin.

Suites post-opératoires. — Du côté de la cavité, on enlève les mèches au deuxième jour et on procède ensuite quotidiennement à un petit lavage avec un liquide antiseptique. Du côté de la plaie cutanée, il n'y a pas de soin particulier à prendre : les fils sont enlevés du huitième au dixième jour. La plaie est à peu près complètement cicatrisée. Très rapidement aussi la cavité maxillaire s'assèche, bourgeonne et se cicatrise.

CHAPITRE III

JUSTIFICATION DE LA MÉTHODE PAR LA CLINIQUE ET PAR L'ANATOMIE

Il est toujours intéressant, en chirurgie, de montrer qu'un procédé opératoire est basé à la fois sur les faits cliniques et sur les données anatomiques ; c'est en partie sa consécration, puisqu'on montre aussi les raisons qui l'ont inspiré. Il ne reste plus pour le faire entrer dans la pratique qu'à prouver sa supériorité sur les autres. C'est donc la suite normale de cette étude de voir, dès maintenant, les données premières qui ont engagé M. le professeur Bérard à aborder les tumeurs du naso-pharynx par la voie transmaxillaire ; nous comparerons ensuite sa méthode aux autres méthodes préconisées.

Nous faisons cette remarque avant d'entreprendre notre sujet, car nous ne voudrions pas qu'on cherche ici l'histoire clinique des tumeurs du naso-pharynx ou la description complète du cavum et du sinus maxillaire. Nous ne prendrons dans la clinique et dans l'anatomie que les notions qui nous sont nécessaires pour justifier la voie transmaxillaire comme opération préliminaire à la cure des tumeurs du naso-pharynx.

I. Justification par la clinique. — La clinique nous fournit des renseignements essentiels :

1° *Les tumeurs du naso-pharynx sont des tumeurs malignes le plus souvent et doivent toujours être considérées comme telles.* — Histologiquement, on peut les classer en deux groupes : les unes ont tous les caractères du cancer, les autres ont les caractères de tumeurs bénignes. Parmi les premières, on trouve une grande majorité de sarcomes et un nombre à peu près égal d'épithéliomas et de carcinomes. Dans une statistique de Laval, citée par Duverger (thèse de Bordeaux, 1905), élève de M. Moure, on lit les chiffres suivants :

Sarcomes globo-cellulaires	12	cas.
Sarcomes fuso-cellulaires	5	—
Lymphosarcomes	2	—
Myxosarcomes	4	—
Sarcomes à cellules géantes	1	—
Sarcomes télangiectasiques	1	—
Sarcomes (sans détermination histologique précise)	20	—
Carcinomes	13	—
Epithéliomas	10	—

Quant aux tumeurs qui sont classées histologiquement comme bénignes, ce sont, pour la plupart, des polypes fibreux. Or, la clinique apprend que ces pseudo-tumeurs bénignes récidivent fréquemment.

Il résulte de ces faits, que si les fibromes naso-pharyngiens ne sont pas toujours des tumeurs malignes, on doit cependant les considérer comme suspects de malignité et les traiter comme tels. Ils doivent être opérés aussi largement que possible et enlevés complètement.

2° *Les tumeurs du vaso-pharynx poussent de nombreux prolongements dans toutes les directions.* — Ces prolongements envahissent tout le pharynx, les fosses nasales, le sinus maxillaire, le sinus sphénoïdal, les cellules ethmoïdales; ils peuvent s'étendre jusqu'à la fosse ptérygo-maxillaire et, de là, gagner l'orbite ou la fosse zygomatique et même la fosse temporale.

Il est donc nécessaire, dans toute intervention, de découvrir largement la tumeur pour ne pas laisser inaperçu un de ces prolongements qui pourraient être cause de récidive.

3° *Les tumeurs du naso-pharynx envahissent les régions voisines sans infiltrer les tissus.* — En les comprimant peu à peu par leur volume de plus en plus grand, elles les refoulent, produisent des érosions du squelette et font irruption dans les cavités environnantes; mais c'est la compression qui permet cet envahissement, ce n'est pas l'infiltration des tissus. Ce caractère est commun aux tumeurs bénignes et aux sarcomes. Seuls les épithéliomas et les carcinomes prolifèrent dans les tissus environnants; nous avons vu que les tumeurs épithéliales du naso-pharynx étaient relativement rares.

On peut donc, sans crainte de récidive, conserver au cours de l'opération tous les tissus qui limitent la masse.

4° *Les tumeurs du naso-pharynx s'observent chez des jeunes sujets.* — La plus grande fréquence est entre dix et vingt ans : elles sont rares après trente ans.

Cette notion fait comprendre tout l'intérêt qu'il y a à pratiquer une opération esthétique. Un jeune homme refusera fatalement une intervention qui lui laissera des cicatrices disgracieuses et des déformations de la joue. Il ne l'acceptera que quand la tumeur aura déjà produit par elle-même des difformités accentuées. Il importe, en conséquence, de le décider à une opération précoce qui ne sera pas inesthétique.

5° *Les tumeurs du naso-pharynx s'insèrent sur l'apophyse basilaire ou à son voisinage.* — Nélaton écrivait dans la thèse d'Ornella (Paris, 1854) : « Les insertions se font constamment à un point très limité de la base du crâne, à la partie antérieure de la face inférieure de l'apophyse basilaire et à la partie du corps du sphénoïde qui s'articule avec elle, dans les parties supérieures des fosses ptérygoïdiennes et des ailes internes des apophyses ptérygoïdes. » En réalité, l'opinion de Nélaton, si elle est vraie, la plupart du temps est trop absolue, et il est incontestable que les fibromes peuvent s'insérer sur toutes les faces du naso-pharynx. On trouvera, dans la thèse de Duyerger, un tableau montrant bien la variété de ces insertions.

Quoi qu'il en soit, la masse principale est fixée au pourtour de l'orifice postérieur des fosses nasales. C'est donc directement sur ce point que l'on doit se porter pour l'extirper.

En résumé, la clinique nous montre qu'une opération pour tumeur du naso-pharynx doit-être radicale, puisqu'il s'agit d'une tumeur maligne; qu'elle doit poursuivre ses nombreux prolongements dans les différentes cavités de la face; qu'elle peut respecter les tissus environnants puisqu'ils ne sont pas infiltrés; qu'elle doit être esthétique puisqu'elle s'adresse à de jeunes sujets et, enfin, qu'elle doit porter sur la racine de la tumeur, c'est-à-dire au voisinage de l'orifice postérieur des fosses nasales.

Or, l'anatomie va nous démontrer que, pour atteindre ce but, la voie transmaxillaire est une voie directe et suffisante; directe pour atteindre le naso-pharynx, suffisante pour ouvrir un large jour sur ce dernier et sur les cavités qui l'entourent.

II. Justification par l'anatomie. — Le naso-pharynx est une cavité de forme cubique. Deux de ses faces sont limitées par un plan osseux : la supérieure par l'apophyse basilaire, la postérieure par la colonne vertébrale ; les deux faces latérales sont formées par les parois latérales du pharynx qui le séparent à la fois de la loge carotidienne et de l'espace maxillo-pharyngien. La face inférieure n'existe que quand le voile du palais, en se soulevant, vient fermer le rhino-pharynx : le plus souvent ce dernier se continue largement avec le pharynx buccal. La face antérieure, enfin, communique avec les fosses nasales par l'orifice postérieur de ces dernières. De ces six faces, il n'en est que deux qui peuvent être abordées chirurgicalement : l'inférieure et l'antérieure; les quatre autres sont interdites au chirurgien, soit par des pièces squelettiques que l'on doit respecter, soit par un paquet vasculo-nerveux volumineux. De ces deux voies d'abord qui restent, l'une est indirecte et ne peut être utilisée que pour une intervention bénigne. Elle donne un jour insuffisant, car il faut, pour parvenir jusqu'au rhino-pharynx, traverser la cavité buccale et contourner le voile du palais.

Seule la voie antérieure est directe : un stylet introduit sur le plancher des fosses nasales par l'orifice antérieur pénètre directement dans le rhino-pharynx. Mais aussi c'est une voie trop étroite.

L'orifice antérieur des fosses nasales et quelquefois l'orifice postérieur sont d'un diamètre trop restreint, mais il est possible de les agrandir l'un et l'autre.

Dans le sens de la hauteur, l'orifice postérieur est suffisamment grand; chez l'adulte, son diamètre vertical est d'environ 20 millimètres : l'orifice antérieur est, au contraire, insuffisant. Pour l'agrandir, il faut détacher l'aile du nez de ses insertions géniennes.

Dans le sens de la largeur, les deux orifices, aussi bien que la cavité des fosses nasales, sont insuffisants. Chez l'adulte, le diamètre transversal de l'orifice antérieur est de 7 à 8 millimètres environ; celui de la cavité est de 16 à 18 millimètres et celui de l'orifice postérieur est de 12 millimètres.

Latéralement, les fosses nasales sont limitées en dedans par la cloison, en dehors par la face interne du maxillaire supérieur, par sa branche montante et par les cornets. Cette dernière face les sépare d'une cavité annexe qui est le sinus maxillaire. La paroi antérieure du sinus correspond aux plans superficiels de la joue.

Il suffit donc d'ouvrir ce sinus en avant, de supprimer sa paroi interne pour agrandir, de toute la largeur de l'antre d'Highmore, le diamètre transversal des fosses nasales. La suppression de sa paroi antérieure, la communication de sa cavité avec les fosses nasales n'ont aucun inconvénient. Le squelette de la face n'est pas modifié ; la partie externe du maxillaire supérieur est suffisante pour le maintenir. On peut même élargir cette cavité, comme nous l'avons dit précédemment, en réséquant l'os unguis et la moitié interne du plancher de l'orbite.

En même temps qu'elle donne un jour très large sur le cavum naso-pharyngien, cette résection partielle du maxillaire supérieur, accompagnée de la luxation en dedans de l'aile du nez, permet de voir l'orifice du sinus sphénoïdal et des cellules ethmoïdales. En dehors, il est possible d'apercevoir la fosse ptérygo-maxillaire. C'est donc tout le naso-pharynx et les cavités voisines qui sont visibles après cette opération.

Quant à l'orifice postérieur, il est limité en dehors par l'aile interne de l'apophyse ptérygoïde, en dedans par la cloison des fosses nasales. Les muscles qui s'insèrent sur l'apophyse ptérygoïde doivent être conservés autant que possible ; aussi, c'est aux dépens de la cloison que se fera l'élargissement de cet orifice postérieur.

Quand ces différentes résections sont pratiquées, on a un jour très large sur le naso-pharynx et on peut aisément enlever, en remplissant toutes les conditions que réclame la clinique, une volumineuse tumeur.

CHAPITRE IV

COMPARAISON DE LA VOIE TRANSMAXILLAIRE ET LES PROCÉDÉS ÉCONOMIQUES D'OPÉRATIONS. VOIE PALATINE ET VOIE NASALE

Nous avons vu que le rhino-pharynx ne peut être abordé que par deux de ses faces, par sa face antérieure et par sa face inférieure. Ces deux voies ont été utilisées par les chirurgiens, sous les noms de voie nasale et de voie palatine sans intervention sur le maxillaire supérieur, et de voie faciale avec résection de cet os.

Nous étudierons dans les chapitres suivants les différentes méthodes de la voie faciale : la voie transmaxillaire appartient à cette catégorie. Actuellement, nous ne nous occuperons que de la voie palatine et de la voie nasale.

I. Voie palatine. — C'est la voie palatine que l'on utilise généralement quand on fait l'extirpation directe du fibrome naso-pharyngien sans opération préliminaire. Cette intervention s'applique à des tumeurs de petit volume, faciles à enlever heureusement le plus fréquemment. Nous ne saurions la mettre en parallèle avec la voie transmaxillaire qui s'adresse aux tumeurs volumineuses, inextirpables par les méthodes simples. Nous ne nous occuperons ici que des procédés qui préconisent, avant l'ablation d'un volumineux fibrome, une opération sur la voûte ou sur le voile du palais.

Les incisions préliminaires du voile du palais ont été pratiquées pour la première fois par Manne (d'Avignon), en 1717. Ce chirurgien incisait le milieu du voile. Plus tard, Maisonneuve se contente de faire une boutonnière staphyline. A l'incision longitudinale, Bœckel, en 1875, substitue l'incision transversale. D'après l'auteur, on a ainsi un jour plus grand; la cicatrisation spontanée est fréquente et la staphylorraphie ultérieure, s'il en est besoin, est tout au moins plus simple. En 1896, M. Rochet, pour extirper une tumeur du naso-pharynx fait une incision médiane du voile, puis, à la rugine, il le désinsère de chaque côté d'avec le palais osseux sur une longueur de 1 centimètre et demi.

Les opérations préliminaires, portant à la fois sur le voile du palais et sur la voûte palatine, ont d'abord été conseillées par Nélaton. Cet auteur fait une grande incision longitudinale médiane, commençant à 2 centimètres en arrière des incisives, et s'étendant au bord libre du voile. A l'origine de cette incision, il en fait une seconde transversale, de 3 centimètres environ. Les deux lambeaux ainsi obtenus sont ruginés et le squelette correspondant est réséqué. Après l'ablation de la tumeur, on fait ou non la staphylorraphie : la plupart des auteurs préfèrent attendre la cicatrisation complète pour pratiquer cette restauration.

Au Congrès de Besançon, en 1893, Piqué a fait l'éloge

de cette façon d'opérer : la technique qu'il donne diffère peu de celle de Nélaton.

Les résultats obtenus par la voie palatine ont pu être satisfaisants ; on peut cependant faire à cette intervention de très graves reproches.

1° *Elle est insuffisante.* — L'ouverture faite par l'incision du voile ou la résection de la voûte ne donne qu'un jour très limité sur le rhino-pharynx, surtout sur la partie supérieure de cette cavité qui est cependant la plus importante en l'occurrence. On ne peut, par cette brèche, apercevoir que les prolongements inférieurs de la tumeur ; le point d'implantation et les prolongements supérieurs et latéraux restent invisibles.

2° *Et, cependant, l'opération est grave et difficile.* — Elle est grave immédiatement, comme toute intervention qui se pratique en milieu septique ; elle est grave dans ses conséquences, puisqu'elle fait communiquer la bouche et les fosses nasales et laisse une fissure plus ou moins importante dans le voile du palais. Les discussions sur la staphylorraphie comme complément de l'intervention montrent bien les difficultés que l'on a pour obtenir la cicatrisation voilo-palatine. A plus forte raison, on ne peut en réaliser l'occlusion de la brèche faite à la voûte.

II. Voie nasale. — Tout comme la précédente, la voie nasale est utilisée comme voie directe pour l'extirpation des tumeurs du naso-pharynx, opération préliminaire : nous n'avons pas à nous en occuper ici.

L'anatomie nous a montré la cause principale des difficultés d'extirpation d'un fibrome du naso-pharynx par cette voie, qui est la plus directe : c'est l'étroitesse de l'orifice antérieur des fosses nasales. Aussi, tous les auteurs qui ont voulu intervenir par là ont cherché à agrandir cet orifice.

Guillaume de Salicet dilatait les narines. Les autres chirurgiens incisent le nez; Dupuytren, sur la ligne médiane, Heister dans le sillon naso-génien. Von Beraez introduit un long bistouri pointu sous la lèvre supérieure et l'enfonce perpendiculairement à travers l'orifice nasal; puis, il incise de dedans en dehors les parties molles du nez sur le dos de l'organe, et il soulève ainsi un grand lambeau qui permet d'examiner suffisamment l'intérieur de la cavité.

D'autres sectionnent le squelette du nez, et ce genre d'intervention peut se réaliser par quatre méthodes différentes :

a) *Opération de Chassaignac* ou résection temporaire des os du nez.

b) *Opération de Verneuil* ou rhinotomie médiane.

c) *Opération de Bœckel* ou ostéotomie unilatérale avec luxation de l'os propre du nez du côté opposé.

d) *Opération d'Ollier* ou ostéotomie verticale et latérale avec abaissement du nez.

Cette dernière est la plus complète : elle se pratique en trois temps :

1° Incision des parties molles et sciage de l'os au niveau de la racine du nez;

2° Mobilisation de la cloison avec le doigt introduit dans une des fosses nasales;

3° Extraction avec la pince ou la rugine de la tumeur et suture ostéopériostique et cutanée.

Cette méthode est certainement supérieure aux méthodes qui empruntent la voie palatine. Ici, on se dirige directement sur le rhino-pharynx au lieu de suivre une voie indirecte par la bouche. Elle a cependant les mêmes inconvénients que les procédés par la voie palatine.

Evidemment, elle donne un jour assez grand sur le rhino-pharynx, les fosses nasales, les cellules ethmoïdales, mais elle ne permet de voir ni le sinus maxillaire, ni la fosse ptérygo-maxillaire. Par cette méthode, on se préoccupe d'augmenter le diamètre vertical de l'orifice antérieur des fosses nasales; mais on ne se préoccupe pas — et, cependant, c'est le plus restreint — d'en augmenter le diamètre transversal et d'élargir, s'il en est besoin, l'orifice postérieur.

L'opération d'Ollier est, en outre, grave, car il est difficile d'obtenir avec elle une restauration complète du nez et souvent elle est suivie de déformation de cet organe et de trouble dans sa fonction.

Est-il besoin, après cela, de faire ressortir les avantages de la voie transmaxillaire sur les voies palatine et nasale? Par ces deux dernières, on a un jour insuffisant sur le naso-pharynx; on fait une opération souvent incomplète : les suites opératoires, même si elles sont bonnes immédiatement, sont compliquées de troubles fonctionnels : persistance d'une communication entre la bouche et le nez, dans un cas; déformation du nez et gêne de la respiration, dans l'autre.

La voie transmaxillaire, tout en ouvrant une large brèche, respecte à la fois la cavité buccale et les fosses nasales.

CHAPITRE V

COMPARAISON ENTRE LA VOIE TRANSMAXILLAIRE ET LES RÉSECTIONS TOTALES DU MAXILLAIRE SUPÉRIEUR

La résection totale du maxillaire supérieur peut être définitive ou temporaire.

I. Résection définitive du maxillaire supérieur. — La technique de cette résection est suffisamment connue, puisqu'elle est du domaine de la médecine opératoire, pour qu'il n'en soit pas question ici. Les résultats sont brillants : on a souvent fait remarquer sa gravité apparente et sa bénignité réelle. Aussi nous n'insisterons pas là-dessus pour montrer ses désavantages sur la voie transmaxillaire.

Mais elle apparaît comme une opération trop large : elle produit des délabrements inutiles et elle laisse persister comme conséquence des troubles vraiment ennuyeux.

Elle s'accompagne, en effet, de lésions oculaires, de lésions palatines et de déformations de la face qui sont persistantes.

a) La résection du plancher de l'orbite entraîne la chute du globe oculaire : cet accident s'accompagne d'une diminution de l'acuité visuelle, de parésie des muscles moteurs et, parfois, de lésions infectieuses ou trophiques plus sérieuses. En outre, la section du canal nasal provoque de l'épiphora.

b) La résection d'une partie de la voûte palatine laisse une communication persistante entre la bouche et les fosses nasales : de ce fait, la phonation et la mastication en sont gênées; l'écoulement de liquide du nez dans la bouche est particulièrement désagréable.

c) La suppression du maxillaire supérieur dans le squelette de la face s'accompagne d'un aplatissement de la joue correspondante, d'un certain degré de parésie faciale, de l'abaissement de la lèvre supérieure et d'asymétrie qui, jointe à la chute de l'œil donnent au visage un aspect tout à fait disgracieux.

Ce sont toutes ces considérations qui, plus que sa gravité, font de la résection définitive du maxillaire supérieur une mauvaise opération dans la cure des fibromes naso-pharyngiens, et ces considérations ont une importance d'autant plus grande que la maladie s'observe chez de jeunes sujets.

II. Résection temporaire du maxillaire supérieur. — C'est pour parer à tous les inconvénients de la résection définitive que, dès 1860, Huguier pratiqua la résection temporaire. Nous ne voulons pas décrire ici les nombreuses techniques de cette opération : Dezanneau (d'Angers), Langenbeck, Bœckel, Ollier, Roux (de Toulon), Sédillot, modifièrent plus ou moins le procédé de Huguier.

Qu'il nous suffise de dire ici le principe de la méthode.

Elle consiste essentiellement, après les incisions classiques de la résection, à sectionner les attaches du maxillaire supérieur, à luxer cet os et, après l'extirpation du fibrome, à le fixer de nouveau à sa place au moyen de sutures métalliques.

Notre deuxième observation est un des exemples les plus typiques de cette intervention, et on peut trouver dans son analyse toutes les raisons qui nous la font condamner au profit de la voie transmaxillaire.

L'opération de ce malade a été pratiquée par Jaboulay, qui lui fit une résection temporaire du maxillaire supérieur pour tumeur du naso-pharynx. Or, dès le soir de l'intervention, une crainte assaille le chirurgien au sujet de son malade : celle-ci a été tellement grave qu'il craint la mort par shock, « le shock considérable qu'il a subi », dit-il dans son observation. Le malade cependant se rétablit lorsque, « le vingt-troisième jour, on note la chute de deux incisives et d'une canine droite et, dans les huit jours qui suivent, la chute de toutes les dents supérieures du côté opéré ».

Puis, peu à peu, on voit s'éliminer la muqueuse et toute la voûte palatine et cette élimination le 9 février, soit cinquante-deux jours après l'opération, a pour effet de faire diminuer la suppuration, d'accentuer beaucoup le nasonnement et de rendre difficile l'alimentation du malade : c'est qu'il existe un orifice assez vaste donnant communication avec les fosses nasales, le sinus maxillaire et la bouche; à la seconde intervention, faite par M. le professeur Bérard le

3 juillet, sept mois après la première, on trouve que le maxillaire s'est en grande partie nécrosé, et plus tard l'œil est abaissé à cause des séquestres éliminés à la suite de la première intervention.

Voilà donc les deux grands inconvénients de la résection temporaire bien mis en vedette par cette observation.

Plus que tous les raisonnements elle justifie notre thèse :

a) *C'est une opération très grave.* — Elle est grave immédiatement : elle produit un shock considérable, pour la pratiquer il faut un temps bien plus long que pour la résection définitive. Elle est grave à distance, car les foyers d'ostéite nécrosante entraînent une suppuration abondante et intarissable.

b) *Elle est presque fatalement suivie de nécrose et de l'élimination du maxillaire supérieur.* — L'intervention prive de ses connexions vasculaires et nerveuses un os qui est ensuite placé entre deux foyers septiques, le nez et la bouche. Il faudrait que le sujet ait un excellent état général pour permettre au maxillaire supérieur de retrouver sa vitalité : or, l'opération se pratique chez des malades anémiés par des hémorragies fréquentes.

Dans ces conditions, l'élimination du maxillaire supérieur réséqué temporairement offre les mêmes inconvénients que la résection définitive, et cependant elle est plus grave.

Déformations esthétiques de la joue, troubles fonctionnels du côté de l'orbite et de la cavité buccale, gravité très grande de l'opération, telles sont les raisons qui plaident contre les résections totales du maxillaire supérieur et qui doivent, dans le traitement des tumeurs du naso-pharynx, leur faire préférer les résections partielles moins larges, mais suffisantes.

CHAPITRE VI

COMPARAISON ENTRE LES DIFFÉRENTS MODES DE RÉSECTIONS PARTIELLES DU MAXILLAIRE SUPÉRIEUR

La résection partielle du maxillaire supérieur a déjà été préconisée par Chassaignac, qui respectait le plancher de l'orbite. Michaud, Huguier, Péan ont également décrit des procédés de résection partielle, mais la plupart donnent une description incomplète de leur manière de faire ou bien leur méthode donne un jour insuffisant.

C'est en 1902 que, pour la première fois, M. J.-L. Faure donne une technique bien réglée : on en trouve les détails dans la thèse de Christophle, élève de J.-L. Faure (Paris, 1903), intitulée : *la Voie naso-maxillaire*. En 1903, M. Moure (de Bordeaux), précisait en l'élargissant la technique de J.-L. Faure et, sous le nom de voie transmaxillo-nasale, il en publiait la description d'abord à la Société française de Laryngologie (mars 1905), puis dans la thèse de son élève Duverger (Bordeaux, 1905).

Ce sont ces deux procédés de résection partielle, la voie naso-maxillaire de M. J.-L. Faure et la voie transmaxillo-nasale de M. Moure, que nous allons décrire et mettre en parallèle avec la voie transmaxillaire.

I. La voie naso-maxillaire[1] (le procédé de J.-L. Faure).

L'opération se divise en cinq temps :

a) *Incision cutanée.* — On fait une incision transversale sous-orbitaire de 2 à 3 centimètres, aboutissant à l'angle interne de l'œil et une incision verticale dans le sillon naso-génien de l'angle interne de l'œil à l'insertion de la narine correspondante.

b) *Décollement du lambeau cutané.* — On met ainsi à nu la face antérieure du maxillaire supérieur sur une faible étendue.

c) *Section osseuse.* — A la pince emporte-pièce, on agrandit en dehors et en haut l'orifice antérieur des fosses nasales : on ouvre ainsi le sinus maxillaire dont on résèque la paroi interne ainsi que le cornet inférieur, on a alors une brèche suffisante pour voir largement l'orifice postérieur des fosses nasales. Si ce dernier orifice est insuffisant, on enlève une portion de la partie postérieure de la cloison des fosses nasales.

d) *Ablation de la tumeur.* — Elle est enlevée par des manœuvres combinées, buccale et nasale.

e) *Suture.*

II. La voie transmaxillo-nasale (procédé de M. Moure.)

L'opération se fait en quatre temps :

a) *Incision cutanée.* — C'est la même incision que dans la résection totale du maxillaire supérieur : on pro-

[1] Les techniques des procédés de Faure et de Moure sont empruntées à la thèse de Duverger, Bordeaux, 1905.

longe l'incision horizontale vers l'angle externe de l'œil et on ne fait pas l'incision labiale.

b) *Résection osseuse.* — Après avoir récliné le canal nasal membraneux, afin de ne pas avoir de fistule externe, on fait trois sections osseuses : la première, verticale, se fait à la gouge, au point où l'apophyse orbitaire du malaire vient s'unir à l'apophyse malaire du maxillaire supérieur. Elle se prolonge en passant par la fosse canine, jusqu'au rebord alvéolaire. La deuxième, horizontale et antéro-postérieure, se fait à la cisaille et détache la paroi interne du sinus du plancher des fosses nasales. La troisième, enfin, enlève l'os propre du nez et l'os unguis.

c) *Ablation de la tumeur.* — On la fait à la curette, à la rugine et au doigt et, grâce à la vaste brèche qui est ouverte, on peut pratiquer un nettoyage soigneux du naso-pharynx et des cavités voisines.

d) *Sutures.*

Nous avons tenu à décrire aussi complètement que possible la technique de MM. Moure et Faure pour bien montrer les analogies et les différences qui existent entre ces deux modes de résection partielle et la voie transmaxillaire.

Les analogies sont nombreuses. Dans les trois procédés, le principe est le même : on ouvre le sinus maxillaire, on résèque sa paroi interne de façon à élargir l'orifice antérieur de la cavité nasale et à creuser une vaste brèche au fond de laquelle on aperçoit le rhino-pharynx.

Les différences tiennent à la largeur de la brèche ainsi pratiquée.

M. Moure fait une toute petite ouverture à la paroi antérieure du sinus maxillaire : il ne vise qu'à enlever complètement la paroi interne, aussi son incision cutanée est réduite presque uniquement à une incision verticale. Si l'orifice postérieur est trop étroit, il l'élargit aux dépens de la portion postérieure de la cloison. Il en résulte que la brèche ainsi faite est insuffisante vers l'orifice antérieur : on ne peut pénétrer qu'avec difficulté dans la profondeur et c'est pourquoi le chirurgien est obligé d'enlever la tumeur par des manœuvres combinées, buccale et nasale. Par cette brèche étroite on voit mal le naso-pharynx et on ne voit pas l'orifice des cellules ethmoïdales, du sinus sphénoïdal, la fosse ptérygo-maxillaire.

M. Moure a bien vu l'inconvénient de ce procédé de M. Faure ; aussi il n'hésite pas à faire une large ouverture dans la paroi antérieure du sinus maxillaire. Il n'a qu'un soin dans l'élargissement de l'orifice antérieur, c'est de conserver la plus grande partie du plancher de l'orbite. Par contre, il refuse d'agrandir l'orifice postérieur des fosses nasales. « La résection de la cloison, dit Duverger, doit bien rarement s'imposer, puisqu'on pourra le plus souvent se rendre compte par la rhinoscopie postérieure et le toucher naso-pharyngien sur quel côté la tumeur est surtout insérée ou développée, par suite ouvrir le sinus du même côté, ce qui donnera tout le jour désirable. »

Ailleurs, le même auteur écrit : « M. Moure estime qu'il vaut mieux se donner du jour du côté du sinus maxillaire dont les parois supérieure, postérieure et externe suffisent largement à garantir la solidité du plancher de l'orbite que d'imposer aux fosses nasales une mutilation complètement inutile (la résection de la cloison). »

Ainsi donc, M. Faure hésite à agrandir l'orifice antérieur; M. Moure hésite à agrandir l'orifice postérieur.

Ce qui précisément distingue la voie transmaxillaire de ces deux résections, c'est que M. le professeur Bérard, de propos délibéré, ouvre largement une brèche antérieure et une brèche postérieure. Il a fixé exactement les portions du squelette qu'il faut respecter. Toutes les autres doivent être réséquées si elles gênent l'opérateur. Il faut d'abord voir clair pour opérer. Or, il n'y a aucune raison d'épargner un fragment de la paroi antérieure du sinus ou un fragment de la cloison si l'ablation de ce fragment permet d'introduire un doigt de plus dans la cavité et d'en faire un nettoyage plus complet.

Il est évident qu'une résection partielle du maxillaire supérieur est une opération économique auprès de la résection totale ; mais ce ne doit pas être une opération trop économique. Il ne faut pas, pour éviter un excès, tomber dans l'excès contraire. Si la résection totale est une opération trop large pour les tumeurs du naso-pharynx, par contre, on ne doit pas chercher à enlever ces tumeurs par un tout petit orifice.

En réalité, à chaque opéré doit être appliquée l'opération qui lui convient. Si l'orifice postérieur des fosses nasales est suffisamment large pour permettre l'extirpation de la tumeur, on respecte la cloison ; dans le cas contraire, on en résèque ce qu'il est nécessaire de réséquer et de même pour les autres portions.

C'est un des point sur lesquels insiste M. le professeur Bérard : les résections se font successivement, suivant les nécessités de l'intervention. En opérant, il suffit de se rappeler les portions du squelette à ne pas toucher et se donner tout le jour utile à une opération complète.

CHAPITRE VII

AVANTAGES ET INDICATIONS DE LA VOIE TRANSMAXILLAIRE

De la longue étude que nous venons de faire sur les nombreux procédés opératoires préconisés contre les tumeurs du naso-pharynx, il ressort trois notions principales :

1° Ces opérations sont trop économiques ou, au contraire, trop mutilatrices. Les unes sont économiques, donnent un jour insuffisant et ne permettent pas une extirpation complète de la tumeur. Les autres ouvrent des voies trop larges et produisent des mutilations inutiles.

2° Leur gravité est, en général, trop grande et n'est pas en rapport avec l'importance du résultat. Il est évident qu'une résection de la voûte palatine est une opération trop grave quand il s'agit d'enlever une petite tumeur qui pourrait être enlevée par les voies naturelles, et trop grave en même temps pour enlever une volumineuse tumeur que l'on ne peut extraire complètement ; il est évident aussi qu'une résection temporaire du maxillaire supérieur est d'une trop grande gravité.

3° La plupart de ces interventions ne respectent ni l'esthétique de la face, ni les fonctions si imposantes de l'œil, des cavités nasale et buccale.

Or, par la voie transmaxillaire, on évite les trois reproches que nous pouvons adresser aux autres méthodes; nous n'insisterons pas sur ce sujet. L'étude précédente nous en dispense et a suffisamment montré que, contrairement aux autres modes opératoires, une intervention par la voie transmaxillaire était :

1° Suffisante sans être mutilatrice. Par cette voie, on peut conformer son acte opératoire aux nécessités de la clinique.

2° D'une bénignité relative. Ce sont les faits plus que le raisonnement qui permettent de prouver cette bénignité. Chez les deux malades dont nous rapportons les observations, les suites opératoires ont été simples.

3° Respectueuse de l'esthétique des fonctions de l'œil et des cavités buccale et nasale. C'est un des grands avantages de cette intervention. Elle ne laisse aucune difformité, car elle respecte le plancher de l'orbite, la voûte palatine et en partie le squelette de la joue.

Et, maintenant, est il besoin de dire quelles sont pour nous les indications de la voie transmaxillaire?

Elle est indiquée pour aborder toute tumeur du naso-pharynx que l'on ne peut, à cause de son volume, enlever par les voies naturelles. En suivant la méthode que recommande M. le professeur Bérard, on pratiquera une opération conforme aux faits cliniques et aux données anatomiques.

OBSERVATIONS

Observation I

L. E..., âgé de douze ans, entre à l'hôpital le 29 mai 1914. Parents bien portants, fils unique.

Fièvres éruptives dans l'enfance. Au mois d'octobre 1913, l'enfant s'est aperçu qu'il avait de la peine à respirer par le nez. Il y a trois mois, une tuméfaction est apparue un peu au-dessus de l'arcade zygomatique droite, elle a grossi progressivement et depuis deux mois la vision de l'œil correspondant est abolie. Jamais le malade ne ressentit le moindre phénomène douloureux ; il n'a pas eu d'épistaxis, ni d'écoulement quelconque par les narines.

A l'entrée, c'est un enfant à l'esprit éveillé, intelligent. Il présente un élargissement de la moitié droite de la face, surtout de la région génienne droite et une tuméfaction arrondie, saillante, qui déforme la région temporale droite au niveau de la paroi externe de l'orbite.

A la palpation, on est frappé par la mollesse de cette tuméfaction qui siège au-dessus de l'arcade zygomatique ; elle est réductible par la pression profonde. A l'aide du toucher intrabuccal, on perçoit une tuméfaction qui s'applique entre le maxillaire supérieur et le malaire, et surtout la tubérosité postérieure du maxillaire. L'os malaire du même côté est élargi et plus saillant que de l'autre côté. L'asymétrie faciale, visible sur les parties molles, se poursuit sur le squelette.

Le toucher pharyngien ne donne rien. La rhinoscopie postérieure (M. Sargnon) a permis de voir une tumeur saillante dans le vaso-pharynx. La voûte palatine est normale.

Signes fonctionnels. — Il existe une obstruction nasale portant sur le côté droit ; elle n'est pas complète cependant. Il existe du côté gauche un degré moindre d'obstruction. Pas de trouble de la phonation. A droite, amaurose à peu près complète ; l'enfant perçoit encore la sensation de la lumière et de l'ombre, mais il ne distingue aucun objet. La musculature extrinsèque et intrinsèque de l'œil est intacte.

Signalons une hyperesthésie dans le domaine du sous-orbitaire droit.

A l'examen ophtalmoscopique, on trouve l'œil gauche normal. L'œil droit : papille blanche, contour assez net, atrophie optique (M. le professeur Rollet). Petits ganglions sous angulo-maxillaires droits.

Les derniers jours, la tuméfaction temporale a augmenté et il existe un peu d'œdème de la paupière supérieure.

La radioscopie ne montre pas de prolongements du côté de la base du crâne.

Pas de sucre, ni d'albumine.

On peut conclure à une tumeur du naso-pharynx ayant déjà envahi le sinus maxillaire, la fosse zygomatique et l'orbite par la fente sphéno-maxillaire, tumeur molle à évolution assez rapide.

L'opération eut lieu le 9 juin. M. le professeur Bérard fait une incision analogue à celle de la résection totale du maxillaire supérieur droit, mais limitée à sa portion horizontale sous-orbitaire et à la branche montante orbito-nasale. On trépane, après libération de la lèvre inférieure de cette incision, la face antérieure du sinus maxillaire. On nettoie sa cavité, on voit sur sa paroi postéro-externe un bourgeon qui a effondré l'os à ce niveau, et qui fait saillie dans la cavité du sinus. On procède alors à l'ablation partielle du malaire à la pince-gouge en prolongeant l'incision sous-orbitaire en dehors. On arrive sur la face antéro-externe de la tumeur qui, contrairement à ce que l'on avait cru, est d'une consistance assez solide pour permettre le clivage au doigt de toute cette face antéro-externe.

Le doigt parvient aussi à cliver la tumeur vers le haut, dans la fosse temporale. On libère de la même façon le prolongement antérieur vers le sinus maxillaire.

On se rend compte que la tumeur n'est plus fixée que par un pédicule assez mince dans la fosse ptérygo-maxillaire. On le sectionne et le doigt perçoit alors un dernier prolongement qui se dirige vers la partie haute de la région et doit intéresser le sommet de l'orbite. Toute la libération s'effectue aisément, mais en provoquant une hémorragie veineuse assez importante. On bourre tout le centre avec des tampons de gaze stérilisée sur lesquels on suture la peau dans toute l'étendue de l'incision.

Suites opératoires : le jour de l'opération, le malade a présenté un état de shock assez marqué.

Pendant une semaine, la peau a présenté un aspect livide et des débris venant de la région ptérygo-maxillaire se sont éliminés.

Le bourgeonnement a été assez lent — certains bourgeons ont un aspect grisâtre et translucide.

Au point de vue esthétique et fonctionnel, le résultat est vraiment parfait, très supérieur à celui obtenu par la résection définitive ou temporaire du maxillaire supérieur.

L'œil est bien en place, d'aspect parfaitement normal, il n'y a aucune déformation de la joue, ni aucune asymétrie faciale.

Au début du mois d'août, les malades civils de l'Hôtel-Dieu furent transportés en partie à l'hôpital Saint-Pothin. L. E... rentre dans le Service du Dr Siraud. Il était, à ce moment, à peu près complètement guéri : il ne présentait plus qu'une fistule vers la partie externe de l'incision sous-orbitaire. Pour tarir cette fistule et régulariser la cicatrice qui était en ce point rétractée, M. le Dr Siraud fit un curettage et une autoplastie. Le 9 décembre, le malade quitta l'hôpital.

Le 26 mai 1915, le malade vient se présenter à M. le professeur Bérard. Actuellement, il est bien portant, il ne souffre plus. Son état général est excellent, il grandit et se développe normalement.

Le visage a repris son aspect habituel, la réunion du sillon naso-génien est pafaite, la cicatrice sous-orbitaire est plus prononcée : de coloration rougeâtre, elle tranche nettement sur la peau délicate des régions voisines. En outre, elle est un peu rétractile, ce qui donne un léger abaissement de la paupière inférieure, sans qu'il y ait d'ectropion, et un bourrelet sur la joue droite. Vers la partie externe, la fistulette est à peu près complètement cicatrisée : le stylet montre qu'elle est profonde de moins de 1 centimètre. L'existence de cette cicatrice donne à la face un aspect encore disgracieux, mais il n'existe, par contre, pas d'asymétrie faciale. L'œil est d'aspect tout à fait normal : la vision s'est sensiblement améliorée. La respiration par les deux narines se fait bien.

En somme, le résultat serait parfait sans l'existence de cette cicatrice sous-orbitaire, qui est disgracieuse. Mais il est probable que, peu à peu, elle s'assouplira et perdra sa coloration.

Observation II

Antoine B..., cultivateur, âgé de vingt-neuf ans, entre dans le Service de M. Jaboulay, le 15 décembre 1912, pour des phénomènes d'obstruction du naso-pharynx.

On ne relève rien de particulier dans les antécédents héréditaires. Le malade déclare, d'autre part, s'être toujours bien porté. Il fut réformé cependant pour anémie : il ne paraît pas, en effet, d'une constitution très robuste.

La spécificité est presque certaine : on arrive à lui faire avouer une écorchure suspecte à la verge, survenue il y a une dizaine d'années, après un coït douteux. Pas de cicatrice de chancre apparente, mais réaction de Wassermann positive. Le malade est marié. Sa femme est bien portante et n'a pas eu de grossesse. L'affection qui amène le malade à l'hôpital commença, il y a six mois, par des céphalées violentes. Elles débutèrent un jour brusquement, sans cause apparente. Le malade dut quitter tout travail, et les maux de tête ne se calmèrent plus. La céphalée est continuelle, avec exacerbations fréquentes. Ce sont, soit des lancées, soit des douleurs de constriction siégeant aux tempes, au front, au sommet de la tête, avec maximum entre les deux yeux.

L'obstruction des fosses nasales est apparue également peu à peu. A l'entrée, Antoine B... ne pouvait respirer que la bouche ouverte : par la narine droite, rien ne passait; à gauche, à l'expiration forcée, on notait un très mince filet d'air.

Jamais de saignements de nez intenses. Seulement de légers épistaxis de temps à autre.

Les yeux commencèrent à faire souffrir le malade il y a à peu près trois mois. Ils étaient rouges et les mouvements des globes douloureux. On note aussi à l'interrogatoire deux symptômes de début qui ont disparu.

1° Légère gêne à la déglutition;

2° Douleurs lancinantes de l'oreille droite.

A l'examen, on était en présence d'un homme d'aspect anémique, d'apparence apathique. Il s'exprimait lentement, d'une voix traînante et nasonnée. Le facies frappait tout d'abord par une exophtalmie bilatérale et symétrique. A un examen plus complet, on notait de la parésie de tous les muscles de l'œil, mais surtout du *droit interne* des deux côtés qui était presque complètement paralysé, d'où strabisme externe bilatéral assez marqué. Le globe peut à peine se mouvoir en dedans, tous les mouvements sont d'ailleurs douloureux.

Rien à noter du côté des paupières.

Les réflexes pupillaires sont normaux et conservés.

Le réflexe cornéen diminué.

L'ouïe paraît un peu diminuée, mais d'une manière peu appréciable.

La sensibilité est normale sur tous les points du visage.

L'inspection de la cavité buccale ne décèle rien de particulier. Pas de tumeur, pas de saillie du voile dont tous les mouvements sont conservés. Mais le doigt, introduit en arrière du voile, permet de sentir une masse dure, rugueuse, occupant tout le pharynx nasal. Pas de saignement au doigt, qui ne peut ramener de fragment de la tumeur.

En somme, on était en présence d'une tumeur naso-pharyngienne évidente, à évolution rapide, et dont la marche envahissante justifiait l'extirpation.

L'*opération* à laquelle se rallia le professeur Jaboulay, et qu'il pratiqua le 17 décembre, est celle préconisée par Kocher qui, grâce à la résection temporaire du maxillaire supérieur, ouvre une très large voie sur le rhino-pharynx et sur la base du crâne.

Dans un premier temps, on fait la ligature de la carotide externe droite.

Puis, deuxième temps opératoire, résection temporaire du maxillaire supérieur. Section de la lèvre supérieure; dissection rapide au bistouri des téguments de la face externe du maxillaire. On évite de ruginer. Dénudation du plancher de l'orbite. On s'attaque alors au massif osseux :

1° Section à la pince coupante de la branche montante;

2° Section du malaire;

3° Section de l'apophyse entre deux incises;

4° Section de l'apophyse ptérygoïde après section du voile.

On relève le maxillaire de bas en haut et on le rabat en haut et en dehors comme un volet. La tumeur apparaît immédiatement, par cette brèche, comme une orange plaquée contre le squelette.

L'extirpation, un peu difficile, nécessite l'emploi de la rugine. Un lobe, du volume d'une noix, siégeant dans l'obite, reste après extirpation de la masse principale et est enlevé au doigt. Tamponnement de la cavité et hémostase sans laisser de tampons à demeure.

Le maxillaire est rabattu, remis en place et fixé comme suit :

1° Au niveau des dents, par un fil de laiton embrassant deux incisives (les bouts sortent par l'incision de la lèvre supérieure);

2° Au niveau du malaire, par perforation des deux pièces osseuses coaptées et suturées au fil de laiton (les bouts du fil sortent par l'extrémité supérieure de l'incision de la joue).

On refait à la soie le voile du palais. On referme les téguments sans drainage.

Immédiatement après l'opération, l'œil est devenu normal. L'exophtalmie a disparu.

Suites opératoires. — Dans les premiers jours, le malade semble avoir très bien supporté le shock considérable qu'il a subi.

Le soir même du premier jour, il est parfaitement lucide, il ne souffre pas; la température est à 38°9, le pouls à 104. On fait 300 grammes de sérum artificiel.

Le lendemain, on défait le pansement : le résultat esthétique semble parfait. Pas d'hémorragie; à noter seulement un peu d'éversement de la paupière inférieure.

L'œil droit semble plus enfoncé que du côté gauche.

La vision est normale des deux yeux.

Les mouvements de l'œil sont revenus presque totalement dans leur intégrité. On note cependant toujours un peu de parésie des droits internes. Dans la suite, cette parésie persistera. Elle serait, semble-t-il, plutôt d'origine centrale et due, peut-être, à des lésions syphilitiques des noyaux.

Les pupilles réagissent bien.

Le troisième jour après l'opération, on laisse le malade sans pansement : un voile de gaze stérilisée sur la figure, un carré stérilisé sur l'oreille. Iodage deux fois par jour des plaies cutanées et lavage à l'eau bouillie toutes les deux heures des narines et de la bouche.

La température se maintient pendant cinq ou six jours autour de 38°5.

Le malade absorbe des liquides qui passent bien. On note l'apparition d'une conjonctivite droite qui, traitée au bleu de méthylène, rétrocède peu à peu. A noter également une salivation abondante qui s'atténue vers le dixième jour. Ce jour-là, on ôte les crins. Les sutures cutanées ont bien tenu, mais il y a, au-dessous de l'angle interne de l'œil, un point de suppuration qui ne se tarira que beaucoup plus tard.

L'état général du malade est assez satisfaisant. Il s'est levé treize jours après l'intervention. Vingt jours après, il s'alimente facilement, absorbe même de la viande. A ce moment-là, le résultat est satisfaisant au point de vue esthétique. Le maxillaire ne se nourrit pas bien cependant, car, le vingt-troisième jour, on note la chute de deux incisives et d'une canine droite.

Dans les huit jours qui suivent, chute de toutes les dents supérieures du côté opéré. Le maxillaire est encore mobile. Le malade garde un teint blafard. Le sphacèle de la muqueuse du voile du palais et de la voûte palatine s'accentue de plus en plus. On hésite à enlever le maxillaire, mais on décide d'attendre encore, et on fait seulement, le 14 janvier, c'est-à-dire vingt-huit jours après l'intervention, un nettoyage de la bouche, en enlevant à la pince et aux ciseaux toute la muqueuse sphacélée, ainsi que le côté droit du voile qui se détache facilement. On enlève en même temps le périoste de toutes les alvéoles supérieures droites laissées libres par la chute des dents.

Le 2 février, on aperçoit des bourgeons dans le fond des alvéoles, cependant le maxillaire paraît solide en haut et en arrière et toujours mobile en avant. Le teint reste pâle. La suppuration de la joue persiste.

Le 9 février, élimination d'un séquestre. Ce séquestre

se compose du plafond palatin et du rebord alvéolaire[1]. Son élimination a eu pour effet :

1° De faire diminuer la suppuration;

2° D'accentuer beaucoup le nasonnement;

3° De rendre difficile l'alimentation du malade.

On constate, en effet, à l'inspection de la cavité buccale, un orifice assez vaste donnant communication avec les fosses nasales et le sinus maxillaire droit et correspondant à la partie du voile et du plancher éliminés avec le séquestre.

Le 25 février, le malade retourne chez lui guéri.

Récidive.

Cinq ou six mois après l'opération, le malade remarque une tumeur au niveau de l'angle interne de l'œil droit. Bientôt l'exophtalmie et les troubles de la vision apparaissent plus accentués.

Actuellement, le malade présente une tumeur comme une petite noix, siégeant au niveau de l'angle interne de l'œil. Cette tumeur est dure et saillante. Au niveau de la moitié droite de la voûte palatine, à la place du squelette disparu, il existe des bourgeons durs, recouverts de muqueuse qui ont donné lieu à quelques hémorragies.

Obstruction de la fosse nasale correspondante; pas de ganglions.

Amaurose totale de l'œil droit; pas de paralysie des muscles oculaires.

[1] Pour la photographie du malade après la résection temporaire du maxillaire supérieur, pour la photographie du séquestre et l'examen microscopique, voir *Lyon Chirurgical*, 1er août 1913, d'où cette observation est extraite.

Bon état général.

Le malade est entré dans le Service de M. Bérard le 1er juillet 1914.

Intervention le 3 juillet.

On lui fait une incision des parties molles comme pour la résection totale du maxillaire supérieur. Après la dissection du lambeau, on enlève quelques débris osseux restés encore de la résection temporaire du maxillaire et du malaire, et qui s'étaient en grande partie éliminés secondairement lors de la première intervention.

La tumeur apparaît. On procède à l'énucléation qui se fait facilement au doigt et avec quelques coups de ciseaux. L'hémorragie qui se produit n'est pas notable. Les prolongements orbitaires et palatin sont enlevés en plusieurs fois ; ils se présentent comme des noyaux fibreux en forme de pomme de terre. — Il reste une vaste cavité.

On fait le tamponnement, puis on suture la peau.

Les suites opératoires sont excellentes :

Les sutures cutanées tiennent bien ; il y a seulement un peu d'œdème des paupières et du chimosis.

La plaie cutanée est vite cicatrisée.

Au point de vue esthétique, le résultat est vraiment parfait ; il n'y a aucune déformation de la joue, ni aucune asymétrie faciale.

L'œil droit est très légèrement abaissé à cause des séquestres éliminés, dus à l'opération précédente.

L'acuité visuelle est : OD = 1/80 ; OG = 1 (M. Rollet).

Le champ visuel est très restreint du côté droit.

Le malade retourne chez lui, guéri, le 11 août 1914.

CONCLUSIONS

I. — Les tumeurs du naso-pharynx, quand elles sont de petit volume, peuvent être enlevées par les voies naturelles. Quand elles sont volumineuses, leur ablation doit être précédée d'une opération qui crée une voie artificielle vers elle et permet de les aborder directement.

II. — M. le professeur Bérard pratique cette opération préliminaire en effondrissant les parois antérieure et interne du sinus maxillaire et en agrandissant ainsi de toute la largeur de cette cavité le diamètre transversal des fosses nasales. Il donne à cette voie le nom de voie transmaxillaire.

III. — La clinique et l'anatomie justifient cette façon de procéder.

IV. — La comparaison de cette méthode et des autres modes d'intervention montre que, de ces derniers, les uns donnent un pus insuffisant sur le rhinopharynx, les autres des mutilations inutiles.

V. — La voie transmaxillaire au contraire :

a) Ouvre une brèche large sur le cavum pharyngien et les cavités qui l'entourent, et permet d'exécuter une opération complète ;

b) Permet une intervention relativement bénigne ;

c) Ne laisse ni de troubles oculaires, ni de déformation de la face, ni d'orifice de communication entre les cavités buccale et nasale.

BIBLIOGRAPHIE

BÉRARD et DENONVILIERS. — *Compendium de Chirurgie pratique.*

BŒCKEL. — *Bulletin de la Société de Chirurgie*, août 1879.

CALIGNON. — *De l'extirpation des polypes naso-pharyngiens* (th. de Lyon, 1879).

CHASSAIGNAC. — *Bulletin de la Société de Chirurgie*, juillet 1873.

DEMARQUAY. — *Bulletin de la Société de Chirurgie*, juillet 1864.

DESPREZ. — *Des polypes naso-pharyngiens et de leur traitement par un nouveau procédé* (th. de Paris, 1857).

DUPLAY et RECLUS. — *Traité de Chirurgie*, t. IV, 2e édition.

DUVAL (Matias). — *Etude sur la valeur relative des procédés de la résection du maxillaire supérieur applicable à l'extraction des polypes naso-pharyngiens* (th. de Strasbourg, 1869).

DUVERGER. — *La Voie naso-maxillaire pour aborder le naso-pharynx* (th. de Bordeaux, 1903).

FLAUBERT. — *Archives générales de Médecine*, t. III, p. 436, 1888.

FAURE. — Voie naso-maxillaire pour aborder les polypes naso-pharyngiens *(Société de Chirurgie).*

GAREL. — *Diagnostic et traitement des maladies du nez*, Paris, 1901.

GOSSELIN. — Traitement chirurgical des polypes naso-pharyngiens. Th. de concours, 1850 *(Clinique chirurgicale*, t. I, leçon 8).

HUGUIER. — *Bulletin de la Société de Chirurgie*, 1852, 1854; *Gazette des Hôpitaux.*

JABOULAY. — Tumeur naso-pharyngienne enlevée après la résection temporaire du maxillaire supérieur *(Société de Médecine*, 23 décembre 1912).

CHARL. — Tumeur du naso-pharynx extirpée par voie buccale *(Bulletin de Laryngologie*, 30 mars 1904).

GAUTHIER. — *Polype du naso-pharynx* (th. de 1903-1904).

JUILLIEN — *Des procédés d'ablation des polypes du naso-pharynx* (th. de Paris, 1892).

KIRMISSON. — *Des opérations préliminaires* (th. de Paris, 1878); *Bulletin de la Société de Chirurgie*, 1895.

LAGOUESTE. — *Bulletin de la Société de Chirurgie*, 1860.

LATOUR. — *Polypes fibreux naso-pharyngiens* (th. de Bordeaux, 1903).

LAVAL. — *Tumeurs malignes du naso-pharynx* (th. de Paris, 1904).

MALGAINE. — *Manuel de Médecine opératoire.*

MICHAUX. — *Bulletin de l'Académie royale de Médecine de Belgique*, 2e série, t. V, VI et VII.

NÉLATON. — *Bulletin de la Société de Chirurgie*, 1850.

OLLIER. — *Traité des Résections*, t. III, p. 777

POLLOSSON. — *Traité de Médecine opératoire.*

QUÉNU. — *Bulletin de la Société de Chirurgie*, 1894.

ROUAIROUX. — *De la rhinotomie médiane comme opération préliminaire* (th. de Paris, 1897).

ROBIN-MASSÉ. — *Bulletin de la Société de Chirurgie*, Paris, 1864.

SARGNON. — Traitement des fibromes naso-pharyngiens *(Gazette des Hôpitaux*, 1897).

TESTU. — *Traité d'Anatomie humaine.*

TILLAUX. — *Traité d'Anatomie topographique.*

VERNEUIL. — *Médecine opératoire*, t. III.

VELPEAU. — *Bulletin de la Société de Chirurgie*, 1885, 1894.

WALDMAN. — Fibrome du naso-pharynx *(Lyon Chirurgical*, t. II, p. 95).

TABLE DES MATIÈRES

Lyon. — Imprimerie A. Rey, 4, rue Gentil. — 69873